AF467981

LE TRAUMATISME

DISCOURS

prononcé à l'ouverture de la clinique chirurgicale du 1er semestre de 1867-1868

PAR

M. HERRGOTT

PROFESSEUR AGRÉGÉ A LA FACULTÉ DE MÉDECINE DE STRASBOURG.

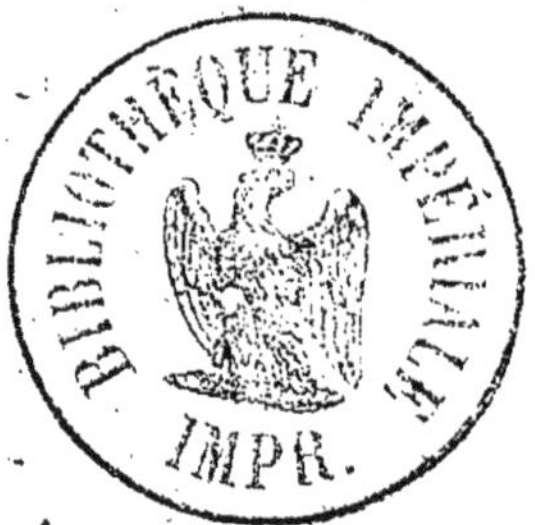

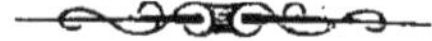

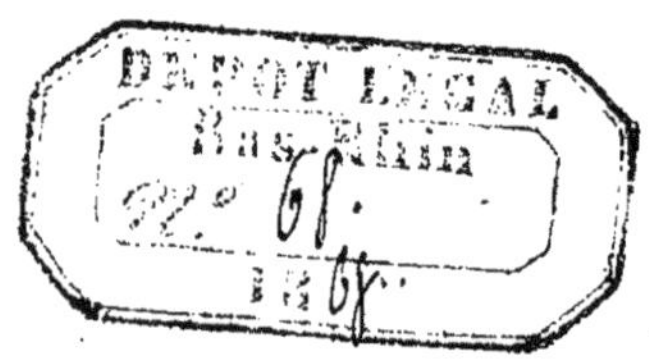

STRASBOURG

TYPOGRAPHIE DE G. SILBERMANN.

1868.

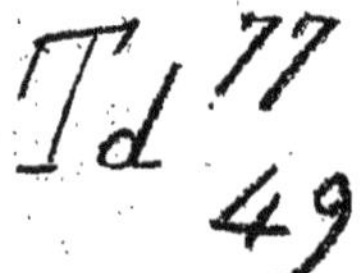

LE TRAUMATISME.

Un impérieux besoin attire parfois l'esprit vers les hautes régions de la science, pour y contempler les lois qui la régissent, étudier la marche qu'elle suit dans son évolution, et chercher des jalons pour se diriger à travers le tourbillon des faits; sachant d'où il vient et où il doit aller, il possède des indices pour guider ses pas vers le véritable progrès.

Nul moment n'est plus favorable à l'examen de ces questions générales que le commencement ou la fin d'un enseignement. S'agit-il de mettre en évidence certains principes, on peut avec avantage en réserver la discussion pour la fin d'une clinique, alors que celle-ci a fourni un assez grand nombre de faits desquels il peuvent être déduits comme conclusions; mais est-on destiné à être sans cesse aux prises avec une *entité morbide*, comme on disait autrefois, qui se présente sous les formes les plus variées chez presque tous les malades, tantôt comme une auxiliaire bienfaisante, tantôt comme une ennemie terrible, qui exige toujours sa part d'attention et de soins; il est plus rationnel de la faire connaître tout d'abord dans ses caractères essentiels; c'est pourquoi il m'a paru utile de commencer l'enseignement de la clinique chirurgicale cette année par une étude rapide du *traumatisme*.

Le chirurgien le rencontre toujours sur sa route et a toujours à compter avec lui, soit qu'il constitue lui seul toute la maladie du patient, soit que, produit dans un but thérapeutique, il devienne la cause des plus graves accidents et la source de la plus lourde responsabilité.

L'opéré devient un malade, dont le traitement est souvent très-difficile; la maladie dont il est atteint a fait le sujet des méditations et des préoccupations de tous les maîtres, mais n'a peut-être jamais été mieux étudiée que dans ces derniers temps; éclairée par ces travaux récents, elle me paraît digne de fixer votre attention.

Qu'est-ce que le traumatisme? Nysten le définit ainsi[1] : « Traumatisme, de τραῦμα, blessure, état dans lequel une « blessure grave jette l'organisme. » Cette définition ne peut satisfaire notre esprit, car elle ne veut dire autre chose, sinon qu'une blessure grave produit dans l'organisme un état ou un trouble sur la nature duquel le livre reste muet, et c'est là surtout ce qu'il importerait de savoir; d'autre part, la définition manque d'exactitude, car une blessure grave peut ne pas entraîner de trouble notable dans l'organisme, tandis que parfois ce trouble survient à la suite d'une blessure légère; peut-être l'apprendrons-nous en examinant ce qui se passe à la fois dans une blessure et dans l'organisme, et tout d'abord, dans une plaie simple et légère.

Dégageons de suite notre terrain en disant que nous n'entendons pas ici étudier les conséquences possibles, mais *accidentelles*, d'une blessure, telles que l'hémorrhagie, l'ébranlement ou l'épuisement nerveux résultant de la douleur, le trouble spécial des organes atteints ou détruits, les complications rares, telle que le tétanos etc.; nous ne voulons étudier que ce qui arrive dans toute blessure et ce qui est nécessaire le plus souvent à la guérison.

Peu de temps après que l'écoulement de sang, qui est la conséquence de la lésion des vaisseaux artériels, veineux et capillaires, a cessé, les bords deviennent le siége d'une coloration rosée et d'une légère tuméfaction; en même temps le malade y ressent de la douleur et de la chaleur; nous trouverions donc là les symptômes caractéristiques de l'inflammation: rougeur, tuméfaction, douleur et chaleur. Si

---

[1] P. 1548, dernière édition.

les conditions de la plaie et du malade sont favorables, c'est-à-dire si les bords de la plaie ont été réunis sans tension et maintenus à l'abri du contact de l'air, si le sujet blessé est en bonne santé et placé dans un milieu favorable, peu de temps suffit pour dissiper ces symptômes et amener la guérison. Cette appréciation extérieure des choses ne peut suffire à l'étude que nous nous proposons ; nous devons chercher à pénétrer plus profondément dans cette œuvre de réparation. Autrefois, la chose paraissant fort simple, on disait. « Les « bords de la plaie exhalent une lymphe plastique qui s'or- « ganise. »

L'étude minutieuse du travail de la circatrisation, loin de confirmer cette explication, en a démontré l'erreur fondamentale. Les bords de la plaie sont bien le siége d'une infiltration liquide ; mais ce liquide ne s'organise pas et ne devient pas un tissu vivant destiné à agglutiner les bords. Le microscope a révélé une grande partie des phénomènes qui se passent entre les lèvres de la plaie pour en opérer la réunion, et d'abord une chose est vraie, c'est l'infiltration des bords de la plaie par un liquide, par du sérum; mais si ce liquide ne s'organise pas, il devient au moins une condition favorable à un travail plus complexe, consistant en une multiplication de cellules qui, en se transformant, deviennent un tissu nouveau établissant contre les deux parties divisées une réunion nouvelle. Il faut examiner un à un ces phénomènes et les explications qui en ont été données. Et d'abord l'infiltration séreuse des bords de la plaie, quelle en est la cause? Les anciens l'attribuaient à l'irritation des parties produite par l'instrument vulnérant; ils appliquaient à la plaie le principe qu'Hippocrate avait formulé à propos des maladies du foie, ils disaient : *ubi stimulus ibi fluxus*, et la chose était claire, la fluxion dans la plaie était l'effet tout naturel de l'irritation qu'elle y avait produite. Le microscope voulut y voir autre chose, et cette fois il ne fut pas aussi heureux en attribuant l'infiltration à un arrêt de la circulation dans les vaisseaux oblitérés par suite de la blessure, entraînant une tension plus grande dans les vaisseaux restés intacts, et par suite une transsudation à travers leurs parois dilatées et amincies; on n'a pas été plus heureux encore en l'attribuant à une paralysie des vaisseaux consécutive à une contraction exagérée, produite par l'irritation traumatique; même l'explication inspirée par les magnifiques recherches de Claude Bernard sur l'influence du grand sympathique sur la circulation capillaire, conduisant à admettre dans ce fait une paralysie d'une autre nature, n'est pas plus plausible; il en est de même encore d'une autre explication empruntée au même ordre d'idées, qui met cette fluxion active sous la dépendance d'une modification du système nerveux produite par l'irritation qu'il a ressentie par la blessure; les fonctions organiques les plus intimes, dit-on, sont sous la dépendance du système nerveux; la chose est rendue évidente, et l'influence de l'irritation d'une partie du cerveau sur la glycogénie a été pour la physiologie une grande révélation, ce fait a même causé un véritable éblouissement; mais, il faut bien le dire, le système nerveux ne régit pas toutes les fonctions organiques; les organes paralysés, aussi bien que les corps dans lesquels le système nerveux n'existe pas, tel que l'œuf, subissent sous l'influence de certaines conditions spéciales une impression qui a pour résultat un travail cellulaire de la plus haute importance. Cette fluxion est réelle; mais la cause n'est pas aussi mécanique qu'on l'a pensé sous l'influence de plusieurs théories successivement en faveur. Sans vouloir donner une explication là où jusqu'ici elle ne ressort pas encore clairement des acquisitions de la science, répétons provisoirement avec les anciens: *ubi stimulus ibi fluxus;* et disons que cette excitation traumatique est la condition essentielle du travail de réparation. Elle s'opère de la manière suivante :

Admettons comme siége de cette réparation une partie composée essentiellement de tissu conjonctif, et voici le travail que l'observation patiente et sagace du microscope y a démontré. Dans ce tissu ainsi irrité, les fibres cellules qui le composent s'infiltrent, et les cellules plasmatiques qui s'y trouvent en abondance, comme on sait, deviennent le siége d'une abondante multiplication par segmentation des noyaux, comme cela se passe sur le blastoderme; ces cellules se juxtaposent et établissent entre elles et le tissu ancien une continuité parfaite; ainsi la plaie devient un foyer d'activité plastique et d'abondants échanges, sous l'influence desquels se dégage un certain degré de chaleur.

Si la plaie est de peu d'étendue et dans les conditions que nous avons supposées plus haut, la guérison se fait par première intention, c'est-à-dire par organisation directe des éléments plastiques, par transformation des cellules plasmatiques en cellules conjonctives; ce travail de réparation se fait dans un espace de temps assez court, et l'activité organique ne dépasse pas les limites de la plaie, ne cause dans l'organisme aucun retentissement; donc ici pas de traumatisme, il ne se développerait que si ce travail local de réparation était troublé ou empêché de s'accomplir.

Ainsi se fait aussi la cicatrisation des plaies dans des tissus plus complexes que le tissu conjonctif, telles que les sections tendineuses et musculaires sous-cutanées quand elles sont soustraites au contact de l'air, à l'action de toute cause d'excitation et placées dans un état de repos complet; ainsi guérissent les plaies sous-cutanées des os, les fractures, que vous avez à traiter si souvent, et ici la formation de la cicatrice osseuse, qu'on nomme le *cal*, se fait absolument de la même manière; seulement la transformation des cellules médullaires embryonnaires, qui naissent des cellules plasmatiques des canaux de Havers sous l'influence de l'excitation traumatique locale, exigent pour leur transformation en cellules osseuses solides et définitives un temps beaucoup plus long que la transformation de la cellule plasmatique en tissu conjonctif; là est la seule différence essentielle entre ces deux réparations.

Ici encore point de déviation du travail local de son but essentiel, point d'excitation locale exagérée et point de retentissement dans l'organisme de l'excitation locale.

Malheureusement les plaies simples ne sont pas les plus fréquentes, et dans notre pays on peut bien rarement placer les plaies faites par la main du chirurgien dans les conditions d'une réunion immédiate; il faut donc étudier comment les choses se passent dans les cas plus graves, qui sont aussi les plus fréquents.

Supposons une plaie d'une certaine étendue, telle qu'on la produit à la suite d'une amputation; choisissons celle du sein pour ne pas compliquer le problème par la présence d'éléments hétérogènes. Ainsi un sein malade est enlevé, les tissus cutané, adipeux et cellulaire sous-mammaire, quelques vaisseaux superficiels peu importants sont lésés et mis à nu, voyons ce qui va s'y passer.

Peu de temps après le réveil de la malade du sommeil anesthésique, qui lui a épargné les tortures de cette mutilation, la malade ressent dans la plaie un sentiment de brûlure qui va en diminuant; les bords et le fond de la plaie se tuméfient et rougissent, et au bout de quelques jours sécrètent abondamment un liquide jaunâtre inodore, composé d'éléments globuleux chagrinés, à volume plus considérable que les globules sanguins; ce liquide, qui est le pus de bonne nature, diminue chaque jour d'abondance; la surface qui le fournit diminue d'étendue et finalement se réduit à une ligne rougeâtre qui se couvre d'une production épidermique protectrice. Cette fois l'organisme n'est pas resté insensible à cette excitation locale: la malade, dès le lendemain de l'opération, a eu le pouls plus vif et plus fréquent; la température n'a plus été de 37°, mais elle a monté pendant plusieurs jours à 39°, le soir surtout; la malade n'a plus eu d'appétit, mais de la soif; en un mot, elle a eu de la fièvre, qui, dans le cas que nous supposons, aura duré de cinq à huit jours. Cette fièvre a reçu le nom de *fièvre traumatique.*

Voyons ce qui s'est passé dans la plaie et dans l'organisme, et d'abord quelle est l'origine et le mode de production de ce liquide et le travail local qui l'accompagne, et quelle est la nature du trouble éprouvé par l'organisme.

Ce que nous avons vu se produire dans la plaie simple s'est reproduit encore ici, à l'intensité près; nous avons eu l'excitation traumatique à un plus haut degré, l'infiltration séreuse qui en a été la conséquence, et de plus la multiplication des cellules plasmatiques; mais elles n'ont pas toutes abouti à une organisation régulière pour constituer la cicatrice, comme dans la réunion par première intention; l'excitation génésique de cette prolifération a été telle, qu'elle a dépassé en majeure partie le but; le produit qui en est résulté est devenu impropre à l'organisation et a dû être rejeté hors de l'économie. Une proportion très-minime de cellules se sont organisées en une trame, sous laquelle se sont développés de nombreux vaisseaux capillaires, qui ont donné à la surface cet aspect mamelonné rougeâtre de bourgeons charnus; à mesure que l'excitation est devenue moindre, on a vu diminuer la proportion des globules purulents et augmenter la proportion des cellules organisables.

Vous pouvez, dans les livres qui sont entre vos mains et par observations directes, très-bien étudier ces transformations, qui ont été admirablement étudiées et décrites par les micrographes; la science ne peut pas assez proclamer les services qu'ils ont rendus et ni être assez reconnaissante des clartés qu'elle doit à leurs patients travaux.

Que se passe-t-il dans l'organisme? Et d'abord d'où vient cette chaleur locale dont le malade souffre et qui est si facile à apprécier, même au doigt; d'où vient cette élévation de température dans tout le corps du malade, dont Billroth[1] a donné une description graphique dans ses belles recherches sur la fièvre traumatique.

Et d'abord la chaleur locale?

Ce que nous savons aujourd'hui de la production du calorique dans l'économie et ce que nous avons vu se passer dans la plaie enflammée, sont des éléments suffisants pour répondre d'une manière satisfaisante à cette première question. Il est prouvé par des expériences faites sur l'homme et les animaux que la température du corps dépend essentiellement de l'activité des échanges organiques; or que voyons-nous dans la plaie, sinon une activité surexcitée d'échanges dans les matériaux nombreux stagnant pour ainsi dire autour du foyer d'activité organique, qui a pour résultat ces proliférations cellulaires si nombreuses? Nous verrons plus loin que la composition organique des liquides au milieu desquels ces transformations ont lieu, sont dans un état autre que dans les autres parties du corps, ou dans le corps à l'état normal. Ces liquides sont dans un état chimique moins stable et par conséquent très-disposés à d'actives et faciles transformations, et ces actions chimiques ne se font pas sans dégagement de calorique, cela est connu et prouvé depuis longtemps; l'instabilité chimique des matières organiques, siége d'une inflammation, pourrait être prouvée directement par l'analyse, mais elle se révèle d'une manière évidente après la mort par la putréfaction si rapide et si prématurée de ces parties. Voilà pour la chaleur locale. Mais la fièvre et la chaleur générale?

Voici une expérience de Billroth[2], qui me paraît importante et destinée à préparer la réponse à cette question si

---

[1] *Archiv für klinische Chirurgie*, t. II, p. 325.

[2] *Ibid.*, t. VI, p. 470.

grave, qui intéresse la pathologie toute entière. Voulant savoir quels sont les éléments engendrés par l'inflammation qui produisent les accidents locaux et généraux, cet habile et savant chirurgien fit l'expérience suivante :

Un homme, ayant eu le membre inférieur écrasé par la roue d'une voiture pesamment chargée, fut amputé de la cuisse le troisième jour de l'accident ; le membre avait subi une tuméfaction progressive, et les premières manifestations d'une lymphite s'étaient produites en même temps que du délire ; la température avait été de 40°,5. Après le pansement du malade on fit une incision dans la partie du membre amputé, siége de l'infiltration gélatineuse ; on en exprima la sérosité, qu'on recueillit ; on évita de prendre du liquide dans le voisinage de la fracture comminutive du membre, afin d'éviter les substances putrides. Six grammes de cette sérosité trouble, contenant beaucoup de globules sanguins, de jeunes cellules et quelques gouttelettes de graisse furent injectés encore chaude au côté interne de la cuisse droite d'un petit chien, le 13 février 1864, à onze heures et demie du matin ; la température de l'animal était de 38°,6. Dans la même journée la température s'était élevée à 39°,7. Le lendemain, l'état normal était revenu ; l'animal avait été triste et abattu quelques heures après l'opération et n'avait rien mangé le soir ; le lendemain matin, toute la sérosité avait été absorbée et la partie où avait été faite l'injection était revenue à l'état normal. Ainsi, dans ce cas, point d'effet local à la suite de cette injection, mais fièvre manifeste, quoique peu intense ; l'état général de l'animal avait donc été impressionné sensiblement par l'injection de ce liquide pris dans une partie gonflée par l'inflammation, liquide qui avait été inoffensif pour les tissus. Des expériences inverses furent faites : on injecta du pus chaud récemment formé, on obtint une violente inflammation locale et une fièvre très-intense ; on injecta du pus d'abcès froids et on obtint un effet local peu intense et peu de réaction; on injecta du sérum d'une ascite, on n'obtint aucun résultat, ni local ni général.

Deux conclusions peuvent être tirées de ces faits : la première, c'est que dans le voisinage d'une blessure il se produit une modification moléculaire dans la composition des liquides, modification dépendant de l'état d'excitation, rendant plus facile les échanges organiques, par conséquent entraînant moins de stabilité dans les éléments qui les constituent.

La seconde, c'est que ce liquide agit sur la composition générale du sang à la manière de certains poisons, déterminant une élévation de température. Selon Billroth[1], il se formerait, dans les tissus enflammés, des substances déterminant l'inflammation dans leur voisinage et excitant la fièvre; le pus produirait du pus; ce seraient comme deux virus ou ferments ; le premier il l'appelle *phlogogène*, le second *pyogène*. Nous ne pensons pas qu'il soit nécessaire d'avoir recours à une pareille hypothèse, et nous croyons que ce que l'on sait de l'état chimique des liquides organiques permet d'avoir recours à une explication moins mystérieuse que celle qui a pour base la supposition d'un virus; ce que nous savons de l'action de ces agents mystérieux ne s'accorde du reste pas entièrement avec ce qui se passe dans l'inflammation.

L'excitation traumatique produisant à l'entour d'elle une modification si importante des liquides, est-il irrationnel d'admettre la facile extension à toute la masse des liquides de l'économie de cette même modification, consistant en une stabilité moindre des éléments constitutifs, prédisposant ainsi à des décompositions plus actives, qui se traduisent par une température plus élevée et les autres modifications qui

---

[1] *Archiv für klinische Chirurgie*, t. VI, p. 456.

sont la conséquence de cet état? Ne voyons-nous pas la preuve de ces effets dans ces quantités considérables d'urée éliminées, qui représentent si exactement les matières usées de l'économie, dans cet amaigrissement si rapide des malades après deux jours de fièvre seulement et dans la putréfaction rapide des cadavres de malades qui meurent à la suite d'un traumatisme aigu? Ainsi, dans notre pensée nous voyons l'enchaînement des faits dans l'ordre suivant : l'impression traumatique locale a pour effet de produire localement une suractivité organique; quand celle-ci prend une certaine intensité, l'excitation du foyer primitif s'étend à toute l'économie et elle se traduit par les modifications absolument identiques à celles d'où elle émane; nous définirons donc le traumatisme : *l'extension à toute l'économie des modifications dans l'état des liquides produites localement dans ceux-ci par une blessure.*

Peut-on considérer la fièvre traumatique comme analogue à l'état fibrile qui accompagne toute phlegmasie d'un organe grave, et envisager l'opéré comme un sujet sur lequel on aurait fait une expérimentation? Nous savons trop combien est sujette à erreur la voie par analogie et la tendance si facile à une généralisation prématurée. Nous croyons toutefois que l'état traumatique pourra fournir des éléments importants à l'étude générale des pyrexies, et que la chirurgie pourra payer ainsi à la médecine une dette de reconnaissance pour tout ce qu'elle en a reçu d'enseignements sur cette grave question.

Voyons maintenant les conséquences que nous tirerons de cette manière d'envisager la question pour le traitement général du traumatisme et de ses complications.

Le chirurgien a trois choses essentielles à faire pour le blessé :

1° Maintenir l'excitation traumatique locale dans les limites les plus étroites, combattre tout ce qui peut l'aggraver, et la modérer quand elle s'est étendue à toute l'économie;

2° Donner une issue facile aux produits de la blessure;

3° Éviter toute cause d'intoxication.

I. Le chirurgien peut combattre directement par des topiques appropriés l'excès d'excitation qui peut résulter de la blessure; il peut même être dans le cas d'employer avec succès les antiphlogistiques directs, généraux ou locaux; mais son action locale la plus efficace consistera à assurer à la partie lésée une quiétude parfaite et l'expansion nécessaire au développement de cette tuméfaction inflammatoire, que M. le professeur Küss proposait d'appeler très-justement du nom de *phlogôme*[1]; aussi souvent que ces conditions ne seront pas rigoureusement assurées, on verra se développer localement des accidents graves, qui retentiront immédiatement dans l'économie; parmi ces accidents, le plus redoutable est sans contredit l'*étranglement;* qu'il soit produit par la disposition anatomique des parties, qui, bridées par des liens fibreux ou aponévrotiques, ne permettent pas au phlogôme de s'épanouir et l'irritent par leur contrainte, soit qu'il provienne d'un pansement vicieux, il cause les accidents les plus redoutables, qui cessent pour ainsi dire instantanément dès que la liberté complète est laissée à la plaie. Cet accident, envisagé dans toutes les conditions où il peut se produire, constitue un des sujets les plus graves du traitement des blessures: nous ne pouvons que l'indiquer pour faire ressortir son importance et éveiller sur lui toute votre attention.

Pour modérer la fièvre traumatique, le chirurgien pourra recourir à l'emploi des moyens hygiéniques et médicamenteux usités dans le traitement de toutes les phlegmasies.

---

[1] *De la vascularité et de l'inflammation.* Strasbourg 1846; p. 49, note 3.

II. Toute blessure ne guérit pas toujours par organisation directe des produits de l'excitation traumatique; nous avons vu plus haut que, bien souvent dépassant son but réparateur, cette excitation donne lieu à une véritable sécrétion d'un produit nouveau destiné à être éliminé sous forme d'un liquide jaunâtre, le *pus;* quand il est sécrété dans une cavité, il constitue ce que l'on appelle du nom d'*abcès*. Une issue facile est exigée pour ce liquide, qui peut être véritablement appelé *excrémentitiel*. La rétention du pus dans les abcès est donc une autre cause d'accidents très-graves; la recherche de ces collections dans la profondeur des organes est un problème souvent des plus délicats, et leur ouverture peut devenir quelquefois une des opérations les plus difficiles de la chirurgie. Ici encore le malade ressent un effet immédiat de l'intervention du chirurgien. Le pus sécrété à la surface des plaies demande aussi la plus grande liberté d'écoulement, pour ne pas stagner dans les tissus, qu'il dissèque par sa présence en apparence inoffensive, en réalité cependant quelquefois bien dangereuse.

III. Le foyer de la plaie peut devenir pour l'économie la source d'une véritable intoxication; le pus sécrété dans la plaie peut se mêler au sang et causer des accidents locaux et généraux de la plus haute gravité; le pus engendre le pus, a-t-on dit. C'est cette propriété qui l'a fait comparer à certains virus. L'absorption peut réaliser pour le malade ce que l'expérimentation a tenté sur les animaux, et produire cette affection si grave qu'on a appelée du nom de *résorption purulente*, ou, pour ne rien préjuger sur le mode d'intoxication, du nom de *pyohémie*. Des volumes, un entre autres très-remarquable par notre maître M. le professeur Sédillot, ont été écrits sur cette redoutable complication du traumatisme, qui enlève les blessés et les opérés avec une si grande promptitude et souvent dans de si effrayantes proportions; le mode d'intoxication purulente n'est pas unique. Voici ce qui a frappé les observateurs : chez les opérés ou blessés isolés et placés dans les conditions d'habitation en apparence les plus défavorables, on voit très-rarement les traumatismes les plus graves entraîner cette complication, tandis que des blessés légèrement atteints, placés dans des hôpitaux, sont frappés dans des proportions effrayantes, alors que les soins les plus intelligents et les plus dévoués et les ressources les plus abondantes leur sont prodigués; que leur manque-t-il donc pour guérir ? Ce qu'il y a de plus indispensable pour la vie : l'air pur. Dans ces palais élevés à la souffrance par la charité publique, ils respirent un air empoisonné, où le poison acquiert par une accumulation de provenances une redoutable gravité; ce qui est arrivé dans les maternités, où existe aussi un traumatisme plus grave encore, a mis en évidence la léthalité de l'empoisonnement nosocomial et rendu clair pour tout le monde l'indispensable nécessité d'une aération plus large, d'un assainissement de l'air plus efficace. La discussion qui a eu lieu à la Société de chirurgie a mis en lumière ces vérités et rendu un immense service à l'humanité. Grâces soient rendues à ceux qui ont été les instigateurs courageux de cette investigation difficile et laborieuse !

Mais le pus est-il volatil pour ainsi se répandre dans l'atmosphère et la vicier? Non certes, mais les éléments qui le constituent, se décomposant avec une effrayante rapidité, laissent dans l'air des éléments nuisibles, dont la présence dans les hôpitaux est trahie par une odeur caractéristique. Nous sommes naturellement amenés à une autre source d'infection moins fréquente, mais aussi bien redoutable.

Dans une plaie compliquée et surtout de nature contuse, un certain nombre d'éléments organiques sont frappés de mort; ils restent dans la plaie jusqu'à ce qu'un travail profond les en ait détachés ; véritables cadavres accollés aux parties vivantes, ils subissent là la décomposition ultime, pendant que dans l'autre partie s'opère le travail de réparation destiné à combler leur vide; ils produisent ainsi une infection de la plaie et du malade, qui a reçu le nom de *septicémie.* On comprend de suite quelle peut et quelle doit être la tâche du chirurgien en présence de cette nouvelle situation : éloigner de la plaie les produits de cette décomposition en faisant ou en favorisant l'élimination des parties qui doivent tomber, désinfecter ce qui ne peut être éloigné, activer le travail de cicatrisation, la formation des bourgeons charnus qui ferment la voie à l'absorption directe, et aérer le malade pour empêcher l'empoisonnement par l'absorption pulmonaire.

Il naît dans les hôpitaux ainsi qu'en ville, dans certaines saisons, une affection qui atteint particulièrement les blessés et qui devient la cause d'accidents graves directement ou indirectement, c'est l'*érysipèle.* Longtemps regardée comme une affection locale déterminée par une cause irritante, cette maladie a dû être envisagée comme l'effet d'un empoisonnement miasmatique ; l'érysipèle règne souvent dans les salles sous forme épidémique, comme la rougeole, la scarlatine et la variole; mais aussi dans certains milieux il reste presque en permanence et ne disparaît que quand les conditions climatériques ont amené une modification profonde dans l'atmosphère des salles; une hygiène bien entendue, l'abstention d'opérations qui ne sont pas rigoureusement nécessaires sont impérieusement commandées en présence de cette maladie.

Enfin il est une dernière intoxication à mentionner, qui attaque plus spécialement les surfaces traumatiques dans des lieux encombrés de blessés et qui y opère une œuvre de destruction locale capable de causer les plus graves désordres, c'est la *pourriture d'hôpital.* Je ne parlerai pas du traitement local de cette affection dans un chapitre consacré exclusivement aux généralités; je dirai seulement que la dispersion des blessés est le seul remède efficace à opposer à l'extension de cette complication.

N'êtes-vous pas effrayés des dangers au milieu desquels s'accomplit l'œuvre du chirurgien et de la responsabilité terrible qu'il assume sur lui dans son action? Une seule chose peut conjurer les premiers et alléger cette dernière, c'est l'étude des conditions générales des malades et une attention sans cesse éveillée sur leur état; cette étude est aride et difficile, ces soins sont pénibles et minutieux, mais ils sont féconds en bons effets pour le malade et par conséquent pour nous-mêmes; car ces deux intérêts ne sauraient jamais être séparés; ce qui sauve l'un fait le bonheur de l'autre; abordons donc cette étude avec résolution, courage, patience et persévérance.

www.ingramcontent.com/pod-product-compliance
Ingram Content Group UK Ltd.
Pitfield, Milton Keynes, MK11 3LW, UK
UKHW020552230726
13925UKWH00006B/2560

9 782019 271121